看護師のための
文章ノート

井部俊子

日本看護協会出版会

本書は「医療の質・安全学会誌」第4巻第1号（2009年）〜第5巻第4号（2010年）
に連載した記事に加筆・修正などを行い、書籍としてまとめたものである。

PROLOGUE

看護と文体

　ナースの書く論文は冗長であるとか、難解な言葉を使うのでわかりにくいとかいった外部者の評価を耳にする。ナースの文体を形づくる根本原因は、看護という仕事の本質と関係している。

　日本看護協会は、看護の概念として、「そもそも看護とは、健康であると不健康であるとを問わず、個人または集団の健康生活の保持増進および健康への回復を援助することである。すなわち人間の生命および体力を護り、生活環境を整え、日常生活への適応を授け、早期に社会復帰のできるように支援することを目的とするものである。また、治療効果をあげるための診療補助業務は看護の役割でもある」「さらに母子保健、助産、保健指導などの諸活動は、当然、看護の専門分野として包含されるべきことはいうまでもない（後略）」（日本看護協会：看護にかかわる主要な用語の解説　概念的定義・歴史的変遷・社会的文脈，日本看護協会，2007，p.42）と説明する。しかし、こうした「まとまった記述」だけで日常のありふれた看護の価値をイメージしてもらうことは困難である。私の友人のジャーナリストは、長年、社会保障関連の記事を担当していたが、療養上の世話とは何か、診療の補助とは何か、これらは別々に行われるのか、高度な看護とは診療の補助を意味するのかとたたみかけるように問う。

　そこで、たとえばこのような"状況"を語ることになる。

「（バイパス手術のあとの男性患者を）お風呂に入れたり、生きのびられるか死んでしまうのかわからずに恐怖に苦しんでいる時に慰め、楽にさせ、正面から向き合っ」て支えるのが看護なのだと、そして看護を「診断や治療といった生物医学的モデルに押し込めるのではなく、数え切れないほどの糸を織り上げて作り上げるケアのタペストリー」と

表現する（スザンヌ・ゴードン，勝原裕美子・和泉成子訳：ライフサポート，日本看護協会出版会，1998，p.18-19）。

しかしながら、「ケアのタペストリー」を伝えるには、「物語」の手法が必要となる。「療養上の世話」といった用語では、療養上の世話にまつわるきわめて豊富な内容がつまった状況を伝えることができない。そのことを体得している看護師は「ストーリー」を語るのである。ストーリーを受け取るには、しばらくの時間が必要であり、心がせわしい医療人はそれを「冗長」という。

看護という仕事の本質がそもそも「個別性」を対象としているのであるから、看護師の語りも文章も（看護記録がそうであるように）記述的となる。

一方、学会誌に発表する論文、各種報告書、レポート、依頼文書などは、文字数の制限があり、文体には一定の作法がある。読んでもらわねばならない。看護師の思考を整理し、文体を整える。現実からの切りかえが必要である。どのように考え、準備し、看護特有の文体をこれらの"仕事の文書"としていくかを本書で考えていきたい。

2018（平成30）年4月

井部 俊子

CONTENTS

PROLOGUE　**看護と文体** ………………………………………………… iii

CHAPTER 1　**わかりやすく簡潔な表現** …………………………… **001**

CHAPTER 2　**段落の内部構造** ……………………………………… **007**
　1 ｜ 段落の構造と条件 …………………………………………… 008
　2 ｜ トピック・センテンス:第1文に置く …………………………… 008
　3 ｜ 展開部:トピック・センテンスの内容を述べる ………………… 009

CHAPTER 3　**段落の立て方と連結** ………………………………… **013**
　1 ｜ 段落の立て方 ………………………………………………… 014
　2 ｜ 段落の長さ …………………………………………………… 015
　3 ｜ 段落の連結 …………………………………………………… 015

CHAPTER 4　**事実と意見** …………………………………………… **017**
　1 ｜ 事実とは何か　意見とは何か ……………………………… 018
　2 ｜ 事実の記述　意見の記述 …………………………………… 019
　3 ｜ 事実と意見を書き分けるための心得 ……………………… 020
　4 ｜ 説得力のある文章 …………………………………………… 021

CHAPTER 5　**自然な正しい表現** …………………………………… **023**
　1 ｜ 文の前半と後半をかみ合わせる …………………………… 024
　2 ｜ どこにもつながらない言葉は書かない …………………… 025
　3 ｜ 述語の共用は慎重に ………………………………………… 026

4 ｜「に」を正しく使う ································· 027

5 ｜「を」を正しく使う ································· 028

6 ｜「で」と「の」の混入を避ける ······················· 029

7 ｜必要な助詞を省かない ··························· 030

8 ｜列挙するときは、品詞をそろえる ····················· 030

9 ｜話し言葉の影響を避ける ·························· 031

CHAPTER 6　読みやすさへの配慮 ························· **033**

1 ｜主語と述語、修飾語と被修飾語は近づける ················ 034

2 ｜漢字について ······························· 035

3 ｜読点「、」は意味の切れ目に打つ ····················· 036

CHAPTER 7　発表する ····························· **041**

1 ｜与えられた(もしくは自分で設定した)主題は何かを頭に入れる ······· 042

2 ｜自分の発表に与えられた時間はどのくらいあるのかを確認する ····· 042

3 ｜自分の発表を聴くのはどのようなひとびとかを確認する ········· 043

4 ｜主題と発表時間、さらに聴衆のニーズにもとづいた
　　発表原稿(もしくは発表資料)をつくる ················· 043

5 ｜質疑応答をする ···························· 045

APPENDIX　分析集計表(ワークシート) ·················· **047**

CHAPTER

1

わかりやすく
簡潔な表現

CHAPTER 1

1940年、潰滅の危機に瀬した英国の宰相の座についたウィンストン・チャーチルは、政府各部局の長に次のようなメモを送ったという[1]。

われわれの職務を遂行するには大量の書類を読まねばならぬ。その書類のほとんどすべてが長すぎる。時間が無駄だし、要点をみつけるのに時間がかかる。

同僚諸兄とその部下の方々に、報告書をもっと短くするようにご配慮ねがいたい。

（i）報告書は、要点をそれぞれ短い、歯切れのいいパラグラフにまとめて書け。

（ii）複雑な要因の分析にもとづく報告や、統計にもとづく報告では、要因の分析や統計は付録とせよ。

（iii）正式の報告書でなく見出しだけを並べたメモを用意し、必要に応じて口頭でおぎなったほうがいい場合が多い。

（iv）次のような言い方はやめよう：「次の諸点を心に留めておくことも重要である」、「……を実行する可能性も考慮すべきである」。この種のもってまわった言い廻しは埋草にすぎない。省くか、一語で言い切れ。

思い切って、短い、パッと意味の通じる言い方を使え。くだけすぎた言い方でもかまわない。

私のいうように書いた報告書は、一見、官庁用語をならべ立てた文書とくらべて荒っぽいかもしれない。しかし、時間はうんと節約できるし、真の要点だけを簡潔に述べる訓練は考えを明確にするにも役立つ。

当時、看護部長だった私はこの「チャーチルのメモ」に同感し、以来、看護部長への報告はA4判3枚以内とするように看護師長に告げた。彼が指摘しているように管理者が読まなければならない報告書は実に多く、また、そのための時間は実に少ないからである。

わかりやすく簡潔な表現

　看護師が仕事のために書く文章で、他人に読んでもらうことを目的とするものは、看護記録から事例記録、インシデント報告などの報告書、レポート、研究論文など多種多様である。これらを前述の文献『理科系の作文技術』（木下是雄：中央公論新社，1981）にならって**仕事の文書**[2]と呼ぶこととしたい。したがって本書で述べることは、「研究のしかた」ではなく、「どのように文章を書くか」という**作文技術**である。こののち4章までは、同書を参照して述べていきたい。

　まず「文は短く」ということである。
　木下は三つの心得をあげている[3]。
①まず、書きたいことを一つひとつ短い文にまとめる。
②それらを論理的にきちっとつないでいく。つまり、短い独立した文を相互の関係がはっきりわかるように整然と並べる。
③「その文の中で何が主語か」をはっきり意識して書く。

　以下は、大学院生が書いた依頼文書の一部である。

［修正前］

　　私たちは現在、看護管理学を履修しており、先日組織論について学びました。そのなかで、今日の医療機関では、どのような組織構造が取られているかについて調べたところ、日本では、職能（機能）別組織が多いと言われながらも、マトリックス型組織も少数存在していることがわかり、それを実現されている病院として、井部教授より貴院を紹介いただきました。私たちは今後、専門看護師あるいは教育者として現場に戻る予定であり、他職種と協力していくためには、どういった組織体制をつくっていくべきかを考える上で、貴院における病院の組織体制について学び、参考にさせていただきたいと思い、連絡させていただきました。

CHAPTER 1

　この文書は、3つの文から構成される。2番目と3番目の文はそれぞれ約4行にわたっている。37文字×4行となるので、一文は概算で148文字となる。木下によると、ある人は一文の平均文字数の目標を50字にしているという[4]。文が長いと、とかく読みかえさないとわからない。文は頭から順々に読み下してそのまま理解できるかどうか、つまり、すらすらと読んで意味が通じるかどうかがポイントである。

　では、上記の例文を短くしてみよう。

[修正後]

　❶私たちは現在、看護管理学を履修しています。❷先日、組織論について学びました。❸そのなかで、今日の医療機関ではどのような組織構造が取られているかについて調べました。❹その後日本では、職能（機能）別組織が多いことがわかりました。❺しかし、マトリックス型組織も少数存在していることがわかりました。❻貴院ではマトリックス型組織を実現されていると伺いました。
　❼私たちは、今後、専門看護師あるいは教育者として現場に戻る予定です。❽その際、他職種と協力していくためにはどういった組織体制をつくっていくべきかを考えました。❾そこで、貴院における病院の組織体制について学びたいと思い、連絡させていただきました。

＊下線は挿入した接続詞である

　文を短くすると、当初の3つから9つの文となる。接続詞を用い、改行していることに注目していただきたい。漢字の用い方、文中の区切り記号を工夫し、読みやすさへの配慮が必要であることがわかる。

| わかりやすく簡潔な表現 |

文献
1）木下是雄：理科系の作文技術, 中央公論新社, 2006（初版 1981）, p.2-3.
2）前掲書 1）, p.5.
3）前掲書 1）, p.120.
4）前掲書 1）, p.118.

CHAPTER
2

段落の内部構造

CHAPTER 2

　「文は短く」し、一文は平均50字が目標であると前章で指摘した。いくつかの文は意味のある一区切り、つまり段落（パラグラフ）となる。原稿を書くときには段落が変わるごとに1字下げて書き始めることは誰でも知っている。他方、段落がどのような構造を持ち、条件を満たす必要があるかはあまり知られていないようである[1]。

　本章では、1つの区切りである段落の内部構造を明らかにすることで、その書き方について考えてみたい。

1
段落の構造と条件

　段落に含まれるいくつかの文はある条件を満たしていなければならない[2]。段落は内容的に連結されたいくつかの文の集まりで、全体として、ある1つのトピック（小主題）についてある1つのこと（考え）を記述するものである。

　段落には、そこで何について言おうとするのかを概論的に述べた文が含まれる。これをトピック・センテンスという。段落には、トピック・センテンスのほかに、トピック・センテンスで要約して述べたことを具体的にくわしく説明する展開部の文、あるいはその段落とほかの段落とのつながりを示すものが含まれる。つまり、トピック・センテンスと関係のない文やトピック・センテンスに述べたことに反する内容をもった文を同じ段落に書き込まないということである。トピック・センテンスは段落を支配し、ほかの文はトピック・センテンスを支援しなければならない[3]。

2
トピック・センテンス：第1文に置く

　トピック・センテンスは段落の最初に書くのが原則とされる。しかし、英文を書く場合に比べて、日本語でものを書くときにはトピック・センテンスを段落の第1文にもっ

てきにくい場合が多い。英文は主語と述語が密接して文頭にくるのが通例であり、修飾句・修飾節が後にくるが、日本語では、述語が文末にくるため修飾句・修飾節が前置されるからである[4]。したがって、日本語でものを書く場合、段落の最初にトピック・センテンスを書くという原則を守りぬくには努力がいる。とくに、理科系の仕事の文書を書く初心の執筆者は、各段落に必ずトピック・センテンスを書くように心がけるほうがよいと木下は指摘している[5]。

3

展開部：トピック・センテンスの内容を述べる

　段落のなかでトピック・センテンスの内容について具体的な詳細を述べる部分が展開部である。展開部では文を並べる順序やつなぎの言葉をよく考えて、一つひとつの文とトピック・センテンスの関係、および次々の文のあいだの関係を明瞭に示す必要がある[6]。段落でトピックを主張するためには、展開部に十分な材料を準備しておかなければならない。

　では、前章で取りあげた文書で段落を考えてみよう。
　まず、大学院生が書いた依頼文書である。

[修正前]

　　私たちは現在、看護管理学を履修しており、先日組織論について学びました。そのなかで、今日の医療機関では、どのような組織構造が取られているかについて調べたところ、日本では、職能（機能）別組織が多いと言われながらも、マトリックス型組織も少数存在していることがわかり、それを実現されている病院として、井部教授より貴院を紹介いただきました。私たちは今後、専門看護師あるいは教育者

CHAPTER 2

> として現場に戻る予定であり、他職種と協力していくためには、どういった組織体
> 制をつくっていくべきかを考える上で、貴院における病院の組織体制について学び、
> 参考にさせていただきたいと思い、連絡させていただきました。

これを、文を短くして接続詞を挿入したものが次の文書である。

[修正後]

> ❶私たちは現在、看護管理学を履修しています。❷先日、組織論について学びま
> した。❸そのなかで、今日の医療機関ではどのような組織構造が取られているかに
> ついて調べました。❹その後日本では、職能（機能）別組織が多いことがわかりま
> した。❺しかし、マトリックス型組織も少数存在していることがわかりました。❻
> 貴院ではマトリックス型組織を実現されていると伺いました。
>
> ❼私たちは、今後、専門看護師あるいは教育者として現場に戻る予定です。❽そ
> の際、他職種と協力していくためにはどういった組織体制をつくっていくべきかを
> 考えました。❾そこで、貴院における病院の組織体制について学びたいと思い、連
> 絡させていただきました。

修正前の文書では段落が1つであったが、修正後の文書では、改行したため段落は2
つとなった。

修正後の囲みをみていただきたい。1つめの段落のトピック・センテンスは何であろ
うか。つまり、1つめの段落は何を主題にしているのかを考える必要がある。

第1段落は6つの文で構成されているが、何について言おうとしているのかがわか
りにくい。文❶の「私たちは現在、看護管理学を履修しています」がトピック・センテン

スであろうか。もしそうだとすると、「看護管理学の履修」について「展開」していかなければならない。しかし、「看護管理学の履修」がこの段落の主題ではない。この段落の主題は、文❻であろう。そうすると、トピック・センテンスは、「私たちは、貴院で実現されているマトリックス型組織に関心をもっています」ということになる。そして展開部で、マトリックス型組織に関心をもった経緯を述べるということになる。すると、流れは以下のようになる。

　まず文❻を修正して、トピック・センテンスとする。次に文❶→文❷→文❸→文❹→文❺となろう。

　第2段落のトピック・センテンスは、「貴院における（病院の）組織体制について学びたいと思っています」であろう。続く展開部で、貴院における学びがいかに有用かということを記述するということになる。修正文❾→文❼→文❽となろう（「貴院」と「病院」は重複しているため、「病院の」という記述は不要である）。

　以下に、再修正後の段落を示した。

［再修正後］

　修正❻貴院ではマトリックス型組織を実現されていると伺いました。❶私たちは現在、看護管理学を履修しています。❷先日、組織論について学びました。❸そのなかで、今日の医療機関ではどのような組織構造が取られているかについて調べました。❹その後日本では、職能（機能）別組織が多いことがわかりました。❺しかし、マトリックス型組織も少数存在していることがわかりました。

　修正❾そこで、貴院における病院の組織体制について学びたいと思い、連絡させていただきました。❼私たちは、今後、専門看護師あるいは教育者として現場に戻る予定です。❽その際、他職種と協力していくためにはどういった組織体制をつくっていくべきかを考えました。

CHAPTER 2

文献
1）木下是雄：理科系の作文技術，中央公論新社，2006（初版 1981），p.61-62.
2）前掲書 1），p.61-62.
3）前掲書 1），p.62-63.
4）前掲書 1），p.66.
5）前掲書 1），p.68.
6）前掲書 1），p.68.

CHAPTER

3

段落の立て方と連結

CHAPTER 3

　「段落」は内容的に連結されたいくつかの文の集まりで、全体として、ある１つのトピック（小主題）について、ある１つのこと（考え）を記述するものであり、「トピック・センテンス」と「展開部」で構成されると、前章で述べた。

　本章では、１つの文章をどれだけの段落に分割して書けばよいのか、そして段落と段落をどのように連結していけばよいのかについて考えてみたい。

1

段落の立て方

　文章自体が非常に短い場合は段落に分割する必要はない。たとえば、原著論文の表題の下に印刷される抄録は、１つの段落におさめるのが通例である[1]。

　もっと長い文章では、主題をいくつかのトピック（小主題）に分割して、各トピックにそれぞれ１つの段落を割り当てることになる。文章の価値を決めるのは内容であるが、内容がどんなにすぐれていても文章がちゃんと書けていないと他人に読んでもらえない[2]。「何がどんな順序に書いてあるか」「その並べ方が論理の流れにのっているか」「各部分がきちんと連結されているか」という文章の構成がきわめて重要となる。論文の査読において指摘される論理性は、こうした文章の構成で評価されることが多い。

　文章の記述には、①どういう順序で書くかを思い定めてから書きはじめ、途中でその原則をおかさないこと、②どうしても原則を守れなくなったら、いさぎよく方針を立て直して最初から書き直すことが肝腎である[3]。一定の順序がなく思いつくままに書かれたとしか思えない記述文や、密接に関連する内容がなんの断りもなくあちこちに散らばって出てくる文章を読まされると腹が立つと木下は述べている[4]。筆者も仕事上、多くのリポートや論文を読むが、段落をどのように構成して展開しているかで、その論文がすぐれているかどうかがわかる。「どういう順序で書くかを思い定めてから書きはじめる」ことが重要であることを強調したい。「思い定め方」の１つの方法として、まずトピック・センテンスになるものを並べてみるのが効果的であろう。

2
段落の長さ

　段落の長さはトピックの立て方と密接に関係している。文章を書くときに、段落の長さを考慮に入れてトピックを立てるのが一般的である。全く段落のない長文は読者の読もうという意欲をかき立てないので効果的ではない。一方、1つの文だけから成る段落は原則として書くべきではない。それが許されるのは

①いくつかの段落で続けて扱ってきたある問題（中主題）から次の問題に移る際の移り変わりの文を書くとき

②その1つの文が数行にわたるとき

③対話文を書くとき

といった3つの場合であると木下は指摘している[5]。さらに、段落の標準的な長さは200字ないし300字が目安であり、長すぎる段落は読者に読む気を失わせ、短すぎる段落が続くと散漫な印象を与えると指摘している[6]。

　段落の長さは、調査報告書などでは短い、歯切れのよい段落が向いており、論理性を尊ぶ論文では、必然的に長い段落が必要となる[7]。たしかに、厚生労働省などの検討会報告書は段落が短いのが特徴である。しかし、段落の長さはいろいろに変化するのがよい文章の条件の1つともされている。

3
段落の連結

　文章の段落の配列には流れがある。段落の頭のつなぎの言葉によって、読者は文章の流れがどのように変わるかを期待する。案内文や通知文書では、時候のあいさつ文の次の段落の書き出しに、「つきましては」「ところで」「さて」などという接続詞を置くことが多い。しかし、段落の頭のつなぎの言葉が書かれていなくとも、冒頭のトピック・

CHAPTER 3

センテンスを読めば、これから書かれることと今まで書いてあったこととの関連がわかるようにするのが執筆者のつとめである。

　段落の頭のつなぎ言葉によって、以下に続く段落の流れが規定される。筆者は、不適切なつなぎ言葉を置いて段落の位置づけを台なしにするよりも、段落の最初にトピック・センテンスを置いて歯切れのよい論文に仕上げることを勧めたい。

文献
1）木下是雄：理科系の作文技術, 中央公論新社, 2006（初版 1981）, p.71.
2）前掲書 1）, p.51.
3）前掲書 1）, p.47.
4）前掲書 1）, p.48.
5）前掲書 1）, p.72-73.
6）前掲書 1）, p.73.
7）前掲書 1）, p.73.

CHAPTER
4

事実と意見

CHAPTER 4

　1つの文章をどれだけの段落に分割して書けばよいのか、段落と段落をどのように連結していけばよいのかについて、前章で述べた。

　本章では、「事実」と「意見」との区別を明確にして記述することについて考えたい。

1

事実とは何か　意見とは何か

　事実とは、①自然に起こる事象や自然法則、過去に起こった人間の関与した事件などの記述で、②然るべきテストや調査によって、それが事実であるか否かを客観的に確認できるものと定義される[1]。

　ほかの人の発言をその人の発言としてそのまま伝える場合、またほかの文献の記述をその文献の記述としてそのまま伝える場合には、それは「事実」の記述とされる。文献その他を参照して、その記述の真偽を〈確認〉できるからである。しかし、〈確認〉にはいろいろの程度があり、事実の記述にはそれが「真実である場合」と「真実でない場合」があると木下は指摘している[2]。つまり、「文献検討において先行研究や報告を引用する」ことは、「事実を記述する」ということである。

　次に**意見**とは何かを考えてみよう。木下は Moss（1978）の記述を参照して、次のように整理している[3]。

　推論（inference）　ある前提にもとづく推理の結論、または中間的な結論
　　例：彼は（汗をかいているから）暑いにちがいない。
　判断（judgment）　ものごとのあり方、内容、価値などを見きわめてまとめた考え
　　例：彼女はすぐれた実験家であった。
　意見（opinion）　上記の意味での推論や判断、あるいは一般に、自分の考えや感じたことによって到達した結論の総称
　　例：リンを含む洗剤の使用は禁止すべきである。

たとえば、以下も「意見」であろう。

例：病診連携にはかかりつけ医による紹介状が重要であり、患者にも啓発する必要がある。

　その問題に直接に関係のある〈事実〉の正確な認識にもとづいて、正しい論理にしたがって導きだされた意見は、根拠のある意見である。しかし、出発点の事実認識に誤りがある場合、または事実の認識は正確でも論理に誤りがある場合には意見は根拠薄弱となる。

確信（conviction）　自分では疑問の余地がないと思っている意見。機会があればその意見にもとづいて行動を起こすことになる。

仮説（hypothesis）　真偽のほどはわからないが、仮にうち出した考え。仮の意見

　正当な手続きをふみ、先入観にとらわれず吟味を行った結果が仮説を支持すれば、仮説は理論になる。

理論（theory）　証明になりそうな事実が相当にあるが、万人にそれを容認させる域には達していない仮説

　すべての人が容認せざるをえないほど十分な根拠のある理論は法則（law）と呼ばれる。「法則」は「意見」ではなく「事実」のカテゴリーに分類される。

2

事実の記述　意見の記述

　事実の記述とは、以下のようなことをいう[4]。

CHAPTER 4

①その事実に関してその文書のなかで書く必要があるのは何かを十分に吟味すること
②それを、できるだけ明確に書くこと
③事実を記述する文はできるだけ名詞と動詞で書き、主観的な修飾語を混入しないこと

　これに対し、意見の記述とは、

「私は、○○と考える（想定する、推論する、思う、感じるなど）」

という形で書くのが基本形である[5]。

　意見の内容（○○の部分）が長くなると、〈私は〉だけつけて〈と考える〉をつけ忘れる
場合が多くなるので注意しなければならない。看護師の文章には、〈私は〉も〈と考える〉
も省略されてしまうことが多い。
　日本語の特性として、主格が〈私〉であることが明らかな場合には、〈私は〉を省くこ
とが許される。しかし、原則としては〈私は〉をつけて責任の所在を明らかにしたほう
がよいと木下は指摘している[6]。さらに〈私は〉も〈と考える〉も取り去って、自分の意
見であることを示唆しようとするのが、〈であろう〉〈と思われる〉〈と考えられる〉〈とみ
てよい〉〈と言ってよいのではないかと思われる〉などの表現であるが、理科系の仕事の
文書ではこうした表現はできるだけ避け、意見の内容は断定形で書くべきであり、〈私
は〉と〈と考える〉を明記すべきであるとしている[7]。

3

事実と意見を書き分けるための心得

　木下は、事実と意見の書き分けについて、次のように述べている[8]。

①事実を書いているのか、意見を書いているのかをいつも意識して、両者を明らかに区別して書く。書いたあと、逆にとられる心配はないかと入念に読み返す。
②事実の記述には意見を混入させないようにする。

　つまり、「自分が今書いている文章は、事実なのか、意見なのか」を意識して書くことであり、「事実の記述」と「意見の記述」を混在させないようにすることは、本書で伝えたい重要ポイントである。このことは、記述文だけではない。以前に、ある医療事故の取り調べの調書において看護師が「事実」と「意見」を混在させて述べたために、「意見」が「事実」と判定されて本人にとって不利な判決が下されたことがあった。二審の裁判長がそのことを指摘し、「事実と意見の分離をすべき」と諭していたことがあり、筆者の印象に残っている。

4
説得力のある文章

　主張のある段落、主張のある文書の結論は「意見」である[9]。研究論文では意見は「考察」に書かれる。意見（もしくは考察）は事実の上に立って論理的に導き出した意見でなければならない。つまり意見の基礎になるすべての事実を正確に記述し、それにもとづいてきちんと論理を展開する必要がある。
　事実の記述は、一般的でなく特定的であるほど、抽象的でなく具体的であるほど情報の価値が高く読者に訴える力が強い。また自分の意見の根拠になっている事実を具体的に、正確に記述し、あとは読者自身の考察にまかせるのがいちばん強い主張法になるという指摘もある[10]。

　次の段落は新卒看護師の「やめたい気持」に関する論述の一部である。段落の1つめは、先行調査を引用して「事実」を記述し、2つめの段落で「意見」を述べる。〈私は〉と〈と考

CHAPTER 4

える〉の記述をあえて挿入した。

[事実と意見を書き分けた論述例]

　日本看護協会「新卒看護職員の早期離職等実態調査」（2004）では、看護管理者および看護基礎教育責任者を対象に、新卒看護師の職場への定着を困難にしている要因について報告している。ここでは回答者（n=700）の70％が「精神的未熟さ・弱さ」を選択した。一方、宮沢ら（2008）の研究では、先輩看護師（n=153）が新卒看護師に対して「精神的未熟さ・弱さ」を感じる場面について自由記述を求めたところ、「注意後に泣く」「仕事を辞めるとすぐに言う」「自分だけ劣っていると泣き出し、仕事を辞めたいという話になった」などがあげられた。

　（私は）新卒看護師が新しい職場環境に適応していくには仕事を覚え、新たな人間関係を構築し、さらに社会人としての生活の確立がもとめられる（と考える）。（私は）注意されて涙をこぼしたり、自分だけが劣っているのではないかと思うことは、適応のプロセスで生じる反応と考える。したがって、（私は）こうした反応を「精神的未熟さ・弱さ」としてひとくくりしてしまうことは問題の核心に迫ることを阻害している（と考える）。（私は）新卒看護師は、精神的に未熟で弱いから職場の定着が困難なのだという設定では有効な解決策を導き出すことはできない（と考える）。

文献
1）木下是雄：理科系の作文技術, 中央公論新社, 2006（初版1981）, p.104.
2）前掲書1）, p.105.
3）前掲書1）, p.105-106.
4）前掲書1）, p.107.
5）前掲書1）, p.108.
6）前掲書1）, p.110.
7）前掲書1）, p.110.
8）前掲書1）, p.113.
9）前掲書1）, p.114.
10）前掲書1）, p.114-115.

CHAPTER

5

自然な
正しい表現

CHAPTER 5

　「自分が今書いている文章は、事実なのか、意見なのか」を認識して書くことが重要
であり、事実の記述と意見の記述を混在させないようにすることが本書の重要ポイント
であることを前章で指摘した。
　本章では『文章力の基本』(阿部紘久：日本実業出版社，2009) 第 2 章[1] を参照して、
自然な正しい表現を考えたい。以下にポイントと例を列挙した。

1

文の前半と後半をかみ合わせる

1 ｜ 文の前半と後半がミスマッチに陥ることのないようにするため、最初と最後だけを
続けて読んでみて、「誰が何をしたのか」「何がどうしたのか」という関係を確認する

> ✘日本の医療現場での事故防止対策は、医療従事者の注意や努力といった個人に依
> 拠せざるを得ない状況が未だある。

　「日本の医療現場での事故防止対策は、…(略)…状況が未だある」ではミスマッチと
なってしまう(「事故防止対策は」「個人に依拠」しているのであり、「未だある」のは「状
況」)。

⬇修正後

> ◉日本の医療現場での事故防止対策は、未だ医療従事者の注意や努力といった個人
> に依拠している。

2 ｜ 特徴、特技、長所、役割といった個人の「属性」について述べる場合は、名詞形に
するため「こと」で受ける

> ✘本来、マスコミは情報を伝える役割である。

024

|　自然な正しい表現　|

　▼修正後

　○本来、マスコミの役割は情報を伝えることにある。

3｜能動と受動（受身）の形を的確に書き分ける

　✗日本看護協会は、次の総会開催地はまだ決まっていない。

　▼修正後

　○日本看護協会は、次の総会の開催地をまだ決めていない。

2

どこにもつながらない言葉は書かない

　✗師長の助言はもちろん、医師とも議論し、何度もクリティカルパスを練りました。

「師長の助言は」がどこにもつながらず（受ける言葉がなく）宙に浮いており、後ろに
つながっていない。

　▼修正後

　○師長の助言を求めたのはもちろん、医師とも議論し、何度もクリティカルパスを
　　練りました。

CHAPTER 5

3
述語の共用は慎重に

　複数の言葉を受けて1つの述語が使われる（共用される）ことがある。適切な共用は問題ないが、適切でない場合は一つひとつの言葉に応じて、述語を書き分ける必要がある。

- ○ 時間もお金もかかる。
- ○ 山や海や空を眺める。

- ✘ 申し送りでは、諸連絡や書類が配られる。

　「書類が」「配られる」は適切だが、「諸連絡が」「配られる」とは言わず不適切である。後の言葉に適した述語1語で共用しがちなので注意する。

　↓修正後

- ○ 申し送りでは、諸連絡が行われ、書類が配られる。

- ✘ 生活習慣病や高齢化社会が進んでいる。

　↓修正後

- ○ 高齢化が進み、生活習慣病が増えている。

026

| 自然な正しい表現 |

4

「に」を正しく使う

1 | 「には」と「は」を使い分ける

昨今、「てにをは」とも呼ばれる助詞の使い方にはかなり混乱がみられる。適切な使い方を確認しておきたい。

✗私は将来 WHO で働きたいという夢がある。

⬇修正後

⭕私には将来 WHO で働きたいという夢がある。

　　または

⭕私は将来 WHO で働きたいという夢を持っている。

✗外来には、大勢の患者で混雑していた。

⬇修正後

⭕外来は、大勢の患者で混雑していた。

2 | 「に」と「で」を使い分ける

✗このような機会で学びたいことがある。

⬇修正後

⭕このような機会に学びたいことがある。

CHAPTER 5

✖世界に、ここにしかない品種

⬇修正後

◯世界で、ここにしかない品種

3 │ 「に」と「を」を使い分ける

✖仕事を一生懸命取り組む

⬇修正後

◯仕事に一生懸命取り組む

✖事実に脚色をすべきではない。

⬇修正後

◯事実を脚色すべきではない。

5
「を」を正しく使う

1 │ 「を」と「で」を使い分ける

✖人生で生きていく上で参考になる教訓がたくさんある。

⬇修正後

○人生を生きていく上で参考になる教訓がたくさんある。

2 ｜「を」と「が」を使い分ける

✖この仕事の重要性を、まだ十分理解されていない。

↓修正後

○この仕事の重要性が、まだ十分理解されていない。

✖多くの病院で外来化学療法がやっている。

↓修正後

○多くの病院で外来化学療法をやっている。

6

「で」と「の」の混入を避ける

✖仕事を通じて、広い範囲での友達をつくることができる。（「で」は不要）

✖電車内でのお化粧をする人は不愉快だ。（「の」は必ずしも誤りではないが不要）

CHAPTER 5

7

必要な助詞を省かない

✖資格取るために勉強しています。

↓修正後

●資格を取るために勉強しています。

✖インシデントリポートを書くたび、仕事が続けられるかと不安になる。

↓修正後

●インシデントリポートを書くたびに、仕事が続けられるかと不安になる。

8

列挙するときは、品詞をそろえる

✖彼の長所は、仕事が速い、明るい、親切なことである。

↓修正後

●彼の長所は、仕事が速いこと、明るいこと、親切なことである。
　（名詞に統一）
●彼の長所は、仕事が速い、明るい、親切である、の３つである。
　（形容詞、形容動詞に統一）

| 自然な正しい表現 |

✖働きやすい病棟の雰囲気づくりや、人間関係を円滑にするために努力した。
　（前者は名詞、後者は動詞）

⬇修正後

❍働きやすい病棟の雰囲気づくりや、円滑な人間関係のために努力した。
　（名詞に統一）

または

❍働きやすい病棟の雰囲気をつくり、人間関係を円滑にするために努力した。
　（動詞に統一）

9

話し言葉の影響を避ける

✖これが退院薬になります。

⬇修正後

❍これが退院薬です。

✖機能していくかを調査する。

⬇修正後

❍機能するかを調査する。

Chapter 5

✖ なので	➡	⭕ だから
		⭕ ですから
		⭕ したがって
		⭕ よって
		⭕ このため
		⭕ そのため

✖ ある意味	➡	⭕ ある意味で
✖ だけど	➡	⭕ でも
✖ けれど	➡	⭕ けれども
✖ かぶる	➡	⭕ 重複する、重なり合う、同じになる
✖ わりと	➡	⭕ わりに、割合（に）、比較的
✖ なるたけ	➡	⭕ なるべく
✖ そそられる	➡	⭕ 魅力的だ、惹かれる
✖ 自然と	➡	⭕ 自然に

［「ら」抜き言葉］

✖ 一人で着れる	➡	⭕ 一人で着られる
✖ 食べれる	➡	⭕ 食べられる
✖ 見れる	➡	⭕ 見られる

文献
1）阿部紘久：文章力の基本, 日本実業出版社, 2009, p.24-35, 43-56, 68-80.

CHAPTER

6

読みやすさへの配慮

CHAPTER 6

　「文の前半と後半をかみ合わせる」「どこにもつながらない言葉は書かない」「述語の共
用は慎重に」、さらに、助詞の使い方や話し言葉を書き言葉に転換することなど、自然
な正しい表現にするためのポイントについて、前章では紹介した。
　本章では、読みやすい文章にするための原則を考えたい。

1

主語と述語、修飾語と被修飾語は近づける

［修正前］

> 　現在約 500 程度に限られている報告医療機関を拡大し、より広範囲から医療事
> 故情報の提供を促すため、日本医療機能評価機構は平成 16 年 10 月から 5 年にわ
> たって医療事故情報収集事業を実施してきた。

　この文章の主語は、「日本医療機能評価機構は」であり、述語は、「医療事故情報収集
事業を実施してきた」である。したがって主語と述語を近づけると次のようになり主題
がより明確に読者に伝わる。

［修正後］

> 　日本医療機能評価機構は、医療事故情報収集事業を平成 16 年 10 月から 5 年に
> わたって実施してきた。これにより、現在約 500 程度に限られている報告医療機
> 関を拡大し、より広範囲から医療事故情報の提供を促すことになった。

［修正前］

> アメリカでは、インターネットの普及を利用し、コンピュータ技術とカウンセリングの結合が進められている。メールとカメラとマイクを用いてカウンセリングを行うのである。

　この文章では、「インターネット」「コンピュータ技術」「カウンセリング」という3つの用語が登場するため、どれが主役なのかわかりにくい。主役である「（新しい）カウンセリング」を早く登場させるとその後の文章がわかりやすくなる[1]。

［修正後］

> アメリカでは、今までになかった新しいカウンセリングが行われている。インターネットを利用し、メールとカメラとマイクを用いてカウンセリングを行うのである。

［修正前］

> 私は一心に働く若者の後ろ姿を凝視していた。

　この文章では、「一心に」は「働く」にかかっているようにみえるが、「私が」「一心に」「凝視」しているという意味にもとれる。後者の意味にするには、

［修正後］

> 働く若者の後ろ姿を私は一心に凝視していた。

となる。つまり、「私は」と「凝視していた」が主語と述語であり、「一心に」が修飾語となる。文の多義性（一つの文が複数の意味にとれること）を回避するために、主語と述語、修飾語と被修飾語をそれぞれ近づけるとよい[2]。

CHAPTER 6

2
漢字について

　報告書や論文は中身が充実して価値の高いものであればあるほど、誰にでもスラリと読めるように書く必要がある。したがって、かたい漢語や難しい漢字は必要最小限にするとよい。

　たとえば、「……することが不可欠である」「当初の予測」「……が可能である」「可及的速やかに……」などという言いまわしは避けて、「……する必要がある」「はじめの予測」「……ができる」「できるだけ早く……」とするとよい[3]。

3
読点「、」は意味の切れ目に打つ

　読点「、」は息継ぎ記号ではない。1つの文のなかで、「意味の固まりを視覚的に示すもの」である。そのため、意味の切れ目に打つ。読点が的確な位置に打たれていると、読みやすく理解しやすくなり誤解を防いでくれる。

　どのような所に読点を打てばよいのかを文例とともに示す[4]。

1 │ 「長い主語」「長い述語」「長い目的語」の切れ目

> ✘一般の人が同じ行動をとってもそんなに騒がれることもないであろうこの事件は繰り返し大げさに報道された。

　この文章では、「なにが、どうしたのか」がわかりづらい。意味の切れ目である「長い主語」の後ろに読点を打つと、わかりやすくなる。

⬇修正後

036

○一般の人が同じ行動をとってもそんなに騒がれることもないであろうこの事件は、繰り返し大げさに報道された。

2 │ 「原因」と「結果」、「理由」と「結論」の間

✕私は小説が好きなので新しい小説を手にするだけでわくわくする。

この文章では、因果関係がつかみにくい。「原因」と「結果」、「理由」と「結論」の間に読点を打つことで、文章の構造がひと目でわかるようになる。

⬇修正後

○私は小説が好きなので、新しい小説を手にするだけでわくわくする。

3 │ 「前提」と「結論」の間

✕アルバイトに精を出さなくても生活費に困ることはない。

⬇修正後

○アルバイトに精を出さなくても、生活費に困ることはない。

4 │ 「状況・場の説明」と「そこで起きていること」の間

✕私が感動的なシーンで泣いている姿を見ると友達は「意外と涙もろいね」と言う。

⬇修正後

○私が感動的なシーンで泣いている姿を見ると、友達は「意外と涙もろいね」と言う。

CHAPTER 6

5 | 時間や場面が変わるところ

✗ アンネは、ずっと隠れ家で生活していたがある日、ゲシュタポに見つかってしまう。

「ずっと隠れていた」→「ある日見つかった」という場面転換の区切りに、読点がほしいケースである。対して、この文章では「ある日見つかる」という一連の固まりが分断されており、適切でない。そこで、次のように修正するとよい（なお、「アンネは」という短い主語の後ろに読点は不要なので、併せて修正する）。

↓修正後

● アンネはずっと隠れ家で生活していたが、ある日ゲシュタポに見つかってしまう。

6 | 逆接に変わるところ

✗ 警視庁の調べでは年々凶悪事件が減少しているが私たちの印象はそうではない。

「逆接」とは、文章の流れがそれまでと逆に向かうことをいう。この文章では、逆に向かう区切りがわかりにくいので、意味の切れ目に読点を打つとよい。

↓修正後

● 警視庁の調べでは年々凶悪事件が減少しているが、私たちの印象はそうではない。

7 | 2つのものを対比するとき

✗ 初めての海外生活を楽しみにする一方で見知らぬ土地で長い間生活することに不安を抱いていた。

↓修正後

> ○ 初めての海外生活を楽しみにする一方で、見知らぬ土地で長い間生活することに不安を抱いていた。

8 | 隣同士の修飾語の間に、予想外の関係が生じてほしくない場合

> ✗ より多くの地域になじみのない人に、コミュニティ活動に参加してもらいたい。

　この文章では、書き手は「人」の前に「より多くの」「地域になじみのない」という修飾語が付いているが、「より多くの地域」をひと固まりに読んでしまう人も少なからずいると思われる。これは、書き手にとって予想外の受け取られ方となる。そこで、次のように修正すると、誤解を招きにくくなる。

　↓修正後

> ○ より多くの、地域になじみのない人に、コミュニティ活動に参加してもらいたい。

　または

> ○ 地域になじみのない多くの人に、コミュニティ活動に参加してもらいたい。

9 | よく使われる別の意味の表現と区別したいとき

> ✗ 倫理的な問題がありそう簡単にはいかないと思う。

　この文章では、「理由」と「結論」の関係を示したいところ（本項の「2」参照）、「ありそう」をひと固まりに続けて読まれると、別の意味になってしまう（混同）。区別するための読点を打つと、混同が防げる。

　↓修正後

CHAPTER 6

◎倫理的な問題があり、そう簡単にはいかないと思う。

10 │ ひらがなばかり、漢字ばかり、カタカナばかりが続く場合

✖その提案は一見費用対効果の面から問題があるように見える。

この文章では、「一見費用対効果」という漢字だけの連なりがあり、ことばの切れ目がわかりにくい。日本語は、漢字、ひらがな、カタカナのどれか一種類の文字ばかりが続くと、切れ目がわかりにくくなる。そこで、次のように読点を打つとよい。

⬇修正後

◎その提案は一見、費用対効果の面から問題があるように見える。

文献

1）阿部紘久：文章力の基本, 日本実業出版社, 2009, p.104, 105.
2）なせば成る！編集委員会編：なせば成る！ スタートアップセミナー　学修マニュアル　三訂版, 山形大学出版会, 2017, p.22.
3）木下是雄：理科系の作文技術, 中央公論新社, 2006（初版 1981）, p.136-137.
4）前掲書 1）, p.109-119.

CHAPTER
7

発表する

CHAPTER 7

　読みやすい文章にするために、「主語と述語、修飾語と被修飾語は近づける」「かたい漢語や難しい漢字は必要最小限にする」「読点は意味の切れ目に打つ」ことを前章で紹介した。

　本章では、論文やリポートとして書いた文章をどのようにうまく発表するかを考えたい。

1

与えられた(もしくは自分で設定した)主題は何かを頭に入れる

　基調講演やシンポジウムでは、あらかじめ企画されたテーマを与えられる場合が多い。一方、一般演題の発表では表題を自分で決めて登録する。いずれにしても、自分は「何について」話すのかを明確に認識しておく必要がある。

2

自分の発表に与えられた時間はどのくらいあるのかを確認する

　基調講演は30分から60分くらいが多いが、シンポジストとしての発表時間は通常10分から15分くらいである。筆者がシンポジウムの司会を担当していて最も困るのは、「持ち時間」を超えて延々と話をするシンポジストである。一般演題の発表では、ランプなどで終了時間を知らせるが、シンポジストには(敬意を表して)そのようなことはしないことが一般的である。

　2時間のシンポジウムでは、1人15分の発表を予定すると、4人で60分の発表時間となり、計算上は残りの60分弱をディスカッションにあてることができる。ところが、あるシンポジストが30分話をする、次のシンポジストが20分話をする。こうしてフロアの聴衆は討論に参加する時間が減らされ、最悪の場合にはシンポジストの発表だけで時間切れとなりシンポジウムが終わるということになる。これでは発表内容が充実していたとしても、「長すぎた発表」というだけでシンポジストの評価が半減する。司会

者はいらいらしながら、時間ばかりを気にして壇上にいることになる。

　発表者は、「自分に与えられた時間は何分なのか」を念頭に置いて行動すべきである。発表時間を守るための方策として、筆者は腕時計をはずして演台の上に置くことにしている。時計はデジタルではなく、アナログがよい。

3

自分の発表を聴くのはどのようなひとびとかを確認する

　学会における一般演題は、発表内容に関心をもつひとびとが集まるので、発表者が主導権を持つ。しかし、基調講演や特別講演、さらにシンポジウムにおけるシンポジストとしての発表は、メインテーマが設定されているのが一般的である。自分の発表がどのような役割を担っているのかを確認するとともに、聴衆はどのようなタイプのひとびとなのかを知っておく必要がある。専門家集団なのか一般市民なのか、臨床家が多いのか研究者や教員が多いのか、もしくは学生なのか、臨床家といっても看護師だけなのか、医師や他職種の参加もあるのか、看護師集団としても年齢構成や専門分野の特徴はあるのかなど、発表を聴く相手のニーズを予測しておく必要がある。こうした情報は主催者や事務局に問い合わせるとよい。

4

主題と発表時間、さらに聴衆のニーズにもとづいた
発表原稿(もしくは発表資料)をつくる

　この作業は重要である。限られた発表時間の中で「何を」「どのような順序で」述べるかの構想を立てなければならない。この場合、「何を」話すのかを決める際に考慮しておかなければならないことは、項目3で述べた「メインテーマ」との関連である。つまり、「自分の発表はメインテーマのどの部分を請け負っているのか」ということである。

CHAPTER 7

1 ｜ 事例でシミュレーションをしてみる（シンポジストを務める場合）

　それでは、具体例をあげて考えてみよう。ある学会の例会のテーマは、「医行為における看護独自の判断を根づかせる！」であった。シンポジストＡは、「救急センターにおける看護師によるトリアージシステム」を救命救急センター看護師長として発表することとなった。発表時間は 15 分とされた。聴衆は主として看護管理者であり、およそ 200 人の参加が見込まれた。

　Ａは、自分の職場においてナースはどのようにトリアージしているかを示すために、実際にトリアージを行っているナースにインタビューを行った。担当した患者のトリアージ判断プロセスを言葉にしてもらったのである。トリアージは、受付で記入してもらう記入用紙の情報から始まり、患者の観察、問診へと進む。トリアージナースは、患者だけでなく周囲の状況や診療体制まで多角的な観察を行い判断をしていることがわかった。

　一方で、Ａは、文献で「トリアージナースの役割」を調べた。それには、コミュニケーション能力が基盤となること、さらに、治療のプロトコルに則った初期介入、応急処置の開始があり、患者の流れの調整が含まれていることがわかった。これらを総合して、Ａの発表に期待されている「救急センターにおける看護師によるトリアージシステム」を、どのようにして「医行為における看護独自の判断を根づかせる！」に関連させて、論旨を展開していくかを考える。しかも、発表時間は限定されているため、パワーポイントのスライドは最大 15 枚であろう。

　スライドは 10 枚にすると決めてかかるのも 1 つのやり方である。まず、Ａの職場の救急センターではトリアージナースがどのように患者にかかわることになっているかの手順を示す（1 枚）。次に具体的な事例を用いて、トリアージナースの判断と行動を示す。事例紹介は簡潔に行い、トリアージナースの判断と行動をわかりやすく項目にする。5 事例を取りあげることにして（5 枚）、最後に 5 事例に共通な判断と行動を示す（1 枚）。これらの共通点において「医行為」に関連した項目を抽出する（1 枚）。そして、トリア

| 発表する |

ージナースが医行為に関連したことがらをどのように判断しているか（1枚）、効果的なトリアージを行うために、医師や患者の評価をもとに考察を行うというストーリーでスライドを作成する（1枚）。この展開は帰納的アプローチであるが、先行研究などを参照して、自らの実践事例を比較考察するといった演繹的アプローチも可能である。

発表原稿は、すでに完成させている論文やリポートの文章がもとになる。筆者は、発表時間1分につき原稿用紙1枚（400字）と考えている。「である」よりも「です」「ます」のほうが聴衆に親切であると思う。スライドは本書2章で紹介した「段落」であり、各スライドの内容には、「トピック・センテンス」を用いることができよう。最近は、発表内容を「目次」として最初に示す傾向がある。

発表時間を超えて長々と時間を独占することは、聴衆の関心を低下させるとともに、発表者も早口になりがちであり、聞きとりにくい。自信を持って落ちついて発表するためには、周到な準備をするとよい。

5

質疑応答をする

発表のあとは質問を受けて答えることになる。何を聞かれるのかわからないので不安が高まる時である。聞き手からの質問がいつも理想的であるとは限らない。その場にあった筋のよい質問をするのは、発表することと同じくらい難しいといわれる。

受け答えの基本手順[1]を以下に示す。

1 | 謝意を示す

まず、質問者に対しては、質問によって説明の機会が与えられたことに謝意を示す。通常、「ご質問ありがとうございます」と述べるが、あまりにもハンで押したような単調な言い方は不自然である。自分の言葉で率直に謝意を伝えるようにすべきである。

2 | 言い直しをする

次に「言い直し」のプロセスである。聞き手は質問内容を1回で把握できないことが多いため、「ただいまの質問は、トリアージがどのような手順で行われているのかという質問かと思います」と言い直して、質問を会場全体で共有し、聞き手全体を巻き込む。これによって、発表者と質問者の一対一のやりとりから、ほかの参加者からの発言を求めるなど広範囲な意見交換ができる。ここは座長の手腕である。

筆者は、質問者の質問内容が不明瞭な場合は、質問者に質問内容を明瞭にするための質問をすることにしている。

3 | 回答する

次は回答である。臆することなく、また不用意に敵対的になることもなく、堂々とシンプルに答えるとよい。質問に答えられない場合はごまかさずに、その場で答えられないことを詫びる。質問内容が発表の趣旨と大きくずれている場合は、その場では答えずに、質問者の顔をつぶさないように、「後ほど個別に説明させていただきます」とかわすとよい。時間を取りすぎないように注意を払いながら、冷静に対応するよう自分を律する必要がある。

4 | 質問者に確認する

「これでよろしいでしょうか」と質問者に確認する。ここで質問者が再度質問を重ねてきて、その回答には十分な時間が必要であると判断した場合は、「詳細については後ほど個別に説明させていただきます」と述べるとよい。

文献
1）なせば成る！編集委員会編：なせば成る！ スタートアップセミナー　学修マニュアル　三訂版，山形大学出版会，2017，p.46-47.

APPENDIX

―――

分析集計表
（ワークシート）

APPENDIX

✔自分の文章を分析してみよう

　本書の1〜3章では、「わかりやすく簡潔な表現」「段落の内部構造」「段落の立て方と連結」について述べた。右ページの「分析集計表（ワークシート）」は、筆者が考案したものである。あなたが書いた文章を分析するツールとして活用していただきたい。おおよそ適切な字数・構造になっているかどうかを同章で確認し、自分の文章の傾向をつかむことができよう。読んでもらえる簡潔な「仕事の文書」づくりに役立つことができれば幸いである。

分析集計表（ワークシート）

[手順]

❶あなたが書いた A4 判・1 枚くらいのまとまりのある文書（もしくは小論文）を手元に用意してください。

❷文書作成ソフト（ワード等）の校閲の文字カウント機能を用いて、全体の文字数を確認してください。

❸全体の文の数を数えてください。

❹一文の文字数の平均を算出してください。（②÷③）

❺次に、段落の数を数えてください。

❻1 つの段落に含まれる文の数を数えて、その平均を算出してください。

❼1 つの段落に含まれる文字数の平均を算出してください。（④×⑥ または ②÷⑤）

❽各段落のトピック・センテンスにマーカーをつけてください。

[記入欄]

❶ 文書名（もしくは小論文名）

❷ 全体の文字数

❸ 全体の文の数

❹ 一文の文字数の平均
　（②÷③）

❺ 段落の数

❻ 1 つの段落に含まれる文の数の平均

❼ 1 つの段落に含まれる文字数の平均
　（④×⑥ または ②÷⑤）

❽ トピック・センテンスが各段落の冒頭にありますか

井部 俊子（いべ　としこ）博士（看護学）

聖路加国際大学名誉教授、
株式会社井部看護管理研究所 代表

聖路加看護大学衛生看護学部卒業後、聖路加国際病院勤務、日本赤十字看護大学講師ののち、聖路加国際病院看護部長・副院長を歴任。その後、聖路加看護大学教授（看護管理学）、聖路加看護大学学長（聖路加国際大学に改称）、長野保健医療大学副学長・看護学部長を経て、現職。主な著書に『看護という仕事』（日本看護協会出版会、1994）、『マネジメントの探究』（ライフサポート社、2007）、『看護のアジェンダ』（医学書院、2016）などがある。

看護師のための
文章ノート

2018 年 4 月 25 日　第 1 版第 1 刷発行　　　　　〈検印省略〉
2025 年 1 月 20 日　第 1 版第 5 刷発行

著
井部 俊子

発行
株式会社 日本看護協会出版会
〒150-0001 東京都渋谷区神宮前 5-8-2
日本看護協会ビル 4 階
〈注文・問合せ／書店窓口〉
Tel. 0436-23-3271　Fax. 0436-23-3272
〈編集〉Tel. 03-5319-7171
https://www.jnapc.co.jp

デザイン
齋藤久美子

印刷
株式会社 教文堂

本著作物（デジタルデータ等含む）の複写・複製・転載・翻訳・データベースへの取り込み、および送信（送信可能化権を含む）・上映・譲渡に関する許諾権は、株式会社日本看護協会出版会が保有しています。
本著作物に掲載の URL や QR コードなどのリンク先は、予告なしに変更・削除される場合があります。

JCOPY〈出版者著作権管理機構 委託出版物〉
本著作物の無断複製は著作権法上での例外を除き禁じられています。複製される場合は、その都度事前に一般社団法人出版者著作権管理機構（電話 03-5244-5088、FAX 03-5244-5089、e-mail: info@jcopy.or.jp）の許諾を得てください。
ⓒ2018 Printed in Japan　　　　　　　ISBN978-4-8180-2108-2